CW00486638

LIBRO DE COCINA 2021

INSTANT VORTEX

AIR FRYER

RECETAS DELICIOSAS PARA TODOS LOS DIAS

FRANCO GUTIERREZ

Tabla de contenido

Dip de alcachofas y espinacas

Tiempo de preparación: 10 minutos | Tiempo de cocción: 10 minutos | Rinde 3 tazas

1 lata (14 onzas / 397 g) de corazones de alcachofa empacados en agua, escurridos y picados

1 paquete (10 onzas / 284 g) de espinacas congeladas, descongeladas y escurridas

1 cucharadita de ajo picado

2 cucharadas de mayonesa

¼ de taza de yogur griego natural sin grasa

¼ de taza de queso mozzarella semidescremado, rallado

¼ taza de queso parmesano rallado

¼ de cucharadita de pimienta negra recién molida

Spray para cocinar

1. Ajuste la temperatura del horno de la freidora a 360ºF (182ºC). Presione Iniciar para comenzar a precalentar.

2. Envuelva los corazones de alcachofa y las espinacas en una toalla de papel y exprima el exceso de líquido, luego transfiera las verduras a un tazón grande.

3. Agregue el ajo picado, la mayonesa, el yogur griego natural, la mozzarella, el parmesano y la pimienta negra al tazón grande, revolviendo bien para combinar.

4. Rocíe una bandeja para hornear con aceite en aerosol, luego transfiera la mezcla de inmersión a la sartén y fría al aire durante 10 minutos.

5. Retire la salsa y deje enfriar en la sartén sobre una rejilla de alambre durante 10 minutos antes de servir.

Dátiles envueltos en tocino

Tiempo de preparación: 10 minutos | Tiempo de cocción: 10 a 14 minutos | Para 6

12 dátiles, sin hueso

6 rebanadas de tocino de alta calidad, cortadas por la mitad

Spray para cocinar

1. Ajuste la temperatura del horno de la freidora a 360ºF (182ºC). Presione Iniciar para comenzar a precalentar.

2. Envuelva cada dátil con media rodaja de tocino y asegúrelo con un palillo.

3. Rocíe la sartén perforada de la freidora con aceite en aerosol, luego coloque 6 dátiles envueltos en tocino en la sartén perforada y hornee de 5 a 7 minutos o hasta que el tocino esté crujiente. Repite este proceso con las fechas restantes.

4. Retirar los dátiles y dejar enfriar sobre una rejilla durante 5 minutos antes de servir.

Camarones Envueltos en Tocino y Jalapeño

Tiempo de preparación: 20 minutos | Tiempo de cocción: 26 minutos | Para 8 porciones

24 camarones grandes, pelados y desvenados, aproximadamente ¾ de libra (340 g)

5 cucharadas de salsa barbacoa, divididas

12 tiras de tocino, cortado por la mitad

24 rodajas pequeñas de jalapeño en escabeche

1. Mezcle los camarones y 3 cucharadas de salsa barbacoa. Deje reposar durante 15 minutos. Remoje 24 palillos de madera en agua durante 10 minutos. Envuelva 1 pieza de tocino alrededor de los camarones y la rodaja de jalapeño, luego asegúrelos con un palillo.

2. Ajuste la temperatura del horno de la freidora a 350ºF (177ºC). Presione Iniciar para comenzar a precalentar.

3. Trabajando en tandas, coloque la mitad de los camarones en la sartén perforada de la freidora, separándolos ½ pulgada. Freír al aire durante 10 minutos. Dar la vuelta a los camarones con pinzas y freír al aire durante 3 minutos más, o hasta que el tocino esté dorado y los camarones estén bien cocidos.

4. Unte con la salsa barbacoa restante y sirva.

Ricotta al horno

Tiempo de preparación: 10 minutos | Tiempo de cocción: 15 minutos | Rinde 2 tazas

1 recipiente (15 onzas / 425 g) de queso ricotta con leche entera

3 cucharadas de queso parmesano rallado, dividido

2 cucharadas de aceite de oliva extra virgen

1 cucharadita de hojas de tomillo frescas picadas

1 cucharadita de ralladura de limón

1 diente de ajo machacado con prensa

¼ de cucharadita de sal

¼ de cucharadita de pimienta

Rebanadas de baguette tostadas o galletas saladas, para servir

1. Ajuste la temperatura del horno de la freidora a 380ºF (193ºC). Presione Iniciar para comenzar a precalentar.

2. Para colocar y sacar la fuente para hornear del horno de la freidora, cree un cabestrillo con un trozo de papel de aluminio de 24 pulgadas, doblado a lo largo en tercios.

3. Batir la ricota, 2 cucharadas de parmesano, aceite, tomillo, ralladura de limón, ajo, sal y pimienta. Vierta en una fuente para hornear. Cubre bien el plato con papel de aluminio.

4. Coloque el cabestrillo debajo del plato y levántelo por los extremos en el horno de la freidora, metiendo los extremos del cabestrillo alrededor del plato. Hornea por 10 minutos. Retire la cubierta de papel de aluminio y espolvoree con la cucharada restante de parmesano. Fríe al aire por 5 minutos más, o hasta que burbujeen en los bordes y la parte superior esté dorada.

5. Sirva caliente con rebanadas de pan tostado o galletas saladas.

Costillas de cerdo a la barbacoa

Tiempo de preparación: 5 minutos | Tiempo de cocción: 35 minutos | 2 porciones

1 cucharada de sal kosher

1 cucharada de azúcar morena

1 cucharada de pimentón dulce

1 cucharadita de ajo en polvo

1 cucharadita de cebolla en polvo

1 cucharadita de condimento para aves

½ cucharadita de mostaza en polvo

½ cucharadita de pimienta negra recién molida

2¼ libras (1 kg) de costillas de cerdo al estilo St. Louis cortadas individualmente

1. Ajuste la temperatura del horno de la freidora a 350ºF (177ºC). Presione Iniciar para comenzar a precalentar.

2. En un tazón grande, mezcle la sal, el azúcar morena, el pimentón, el ajo en polvo, la cebolla en polvo, el condimento para aves, la mostaza en polvo y la pimienta. Agrega las costillas y revuelve. Frote los condimentos en ellos con las manos hasta que estén completamente cubiertos.

3. Coloque las costillas en la sartén perforada del horno de freidora, poniéndolas de pie sobre sus extremos y apoyadas contra la pared de la sartén perforada y entre sí. Ase durante 35 minutos, o hasta que las costillas estén tiernas por dentro y doradas y crujientes por fuera. Transfiera las costillas a platos y sirva caliente.

Corazones de Alcachofa Empanizados

Tiempo de preparación: 5 minutos | Tiempo de cocción: 8 minutos | Para 14 personas

14 corazones de alcachofa enteros, envasados en agua

1 huevo

½ taza de harina para todo uso

$^1/_3$ taza de pan rallado panko

1 cucharadita de condimento italiano

Spray para cocinar

1. Ajuste la temperatura del horno de la freidora a 380 ° F (193 ° C)

2. Exprima el exceso de agua de los corazones de alcachofa y colóquelos sobre toallas de papel para que se sequen.

3. En un tazón pequeño, bata el huevo. En otro bol pequeño, coloca la harina. En un tercer tazón pequeño, combine el pan rallado y el condimento italiano y revuelva.

4. Rocíe la sartén perforada del horno de la freidora con aceite en aerosol.

5. Sumerja los corazones de alcachofa en la harina, luego el huevo y luego la mezcla de pan rallado.

6. Coloca los corazones de alcachofa empanizados en el horno de la freidora. Rocíelos con aceite en aerosol. Fríe al aire durante 8 minutos, o hasta que los corazones de alcachofa se doren y estén crujientes, volteando una vez a la mitad.

7. Deje enfriar durante 5 minutos antes de servir.

Bruschetta con Pesto de Albahaca

Tiempo de preparación: 10 minutos | Tiempo de cocción: 5 a 11 minutos | Para 4 personas

8 rebanadas de pan francés de ½ pulgada de grosor

2 cucharadas de mantequilla ablandada

1 taza de queso mozzarella rallado

½ taza de pesto de albahaca

1 taza de tomates uva picados

2 cebollas verdes, en rodajas finas

1. Ajuste la temperatura del horno de la freidora a 350ºF (177ºC). Presione Iniciar para comenzar a precalentar.

2. Unte el pan con la mantequilla y colóquelo con la mantequilla hacia arriba en la sartén perforada del horno de la freidora. Hornee de 3 a 5 minutos, o hasta que el pan esté ligeramente dorado.

3. Retire el pan del molde perforado y cubra cada pieza con un poco de queso. Regrese al molde perforado en 2 tandas y hornee por 1 a 3 minutos, o hasta que el queso se derrita.

4. Mientras tanto, combine el pesto, los tomates y las cebolletas en un tazón pequeño.

5. Cuando el queso se haya derretido, retire el pan del horno de la freidora y colóquelo en un plato para servir. Cubra cada rebanada con un poco de la mezcla de pesto y sirva.

Coliflor de búfalo con salsa agria

Tiempo de preparación: 10 minutos | Tiempo de cocción: 10 a 14 minutos | Para 6

1 coliflor de cabeza grande, separada en floretes pequeños

1 cucharada de aceite de oliva

½ cucharadita de ajo en polvo

$^{1}/_{3}$ taza de salsa de alitas picante baja en sodio, cantidad dividida

$^{2}/_{3}$ taza de yogur griego descremado

½ cucharadita de salsa Tabasco

1 tallo de apio picado

1 cucharada de queso azul desmenuzado

1. Ajuste la temperatura del horno de la freidora a 380ºF (193ºC). Presione Iniciar para comenzar a precalentar.

2. En un tazón grande, mezcle los floretes de coliflor con el aceite de oliva. Espolvoree con el ajo en polvo y revuelva nuevamente para cubrir. Ponga la mitad de la coliflor en la sartén perforada del horno de la freidora. Fríe al aire durante 5 a 7 minutos, o hasta que la coliflor esté dorada, agitando la sartén perforada una vez durante la cocción.

3. Transfiera a un tazón para servir y mezcle con la mitad de la salsa de alitas. Repita con la coliflor restante y la salsa de alitas.

4. En un tazón pequeño, mezcle el yogur, la salsa Tabasco, el apio y el queso azul. Sirve la coliflor con el dip.

Chips de calabacín cajún

Tiempo de preparación: 5 minutos | Tiempo de cocción: 15 a 16 minutos | Para 4 personas

2 calabacines grandes, cortados en rodajas de ⅛ de pulgada de grosor

2 cucharaditas de condimento cajún

Spray para cocinar

1. Fije la temperatura del horno de la freidora a 370ºF (188ºC). Presione Iniciar para comenzar a precalentar.

2. Rocíe ligeramente la sartén perforada del horno de la freidora con aceite en aerosol.

3. Coloque las rodajas de calabacín en un tazón mediano y rocíelas generosamente con aceite en aerosol.

4. Espolvoree el condimento cajún sobre los calabacines y revuelva para asegurarse de que estén cubiertos de manera uniforme con aceite y condimentos.

5. Coloque las rodajas en una sola capa en la sartén perforada de la freidora, asegurándose de no abarrotar. Deberá cocinarlos en varios lotes.

6. Freír al aire durante 8 minutos. Voltee las rodajas y fríalas al aire durante 7 a 8 minutos más, o hasta que estén tan crujientes y doradas como prefiera.

7. Servir inmediatamente.

Mezcla de nueces de cayena y ajonjolí

Tiempo de preparación: 10 minutos | Tiempo de cocción: 2 minutos | Rinde 4 tazas

1 cucharada de mantequilla para untar, derretida

2 cucharaditas de miel

¼ de cucharadita de pimienta de cayena

2 cucharaditas de semillas de sésamo

¼ de cucharadita de sal kosher

¼ de cucharadita de pimienta negra recién molida

1 taza de nueces de la India

1 taza de almendras

1 taza de mini pretzels

1 taza de cereal en cuadritos de arroz

Spray para cocinar

1. Ajuste la temperatura del horno de la freidora a 360ºF (182ºC). Presione Iniciar para comenzar a precalentar.

2. En un tazón grande, combine la mantequilla para untar, la miel, la pimienta de cayena, las semillas de sésamo, la sal kosher y la pimienta negra, luego agregue los anacardos, las almendras, los pretzels y los cuadrados de arroz, mezclando para cubrir.

3. Rocíe un molde para hornear con aceite en aerosol, luego vierta la mezcla en el molde y hornee por 2 minutos.

4. Retire la mezcla de sésamo y deje enfriar en la sartén sobre una rejilla de alambre durante 5 minutos antes de servir.

Rollitos de manzana con queso

Tiempo de preparación: 5 minutos | Tiempo de cocción: 4 a 5 minutos | Hace 8 roll-ups

8 rebanadas de pan integral para sándwich

113 g (4 onzas) de queso Colby Jack rallado

½ manzana pequeña, picada

2 cucharadas de mantequilla derretida

1. Fije la temperatura del horno de la freidora a 390ºF (199ºC). Presione Iniciar para comenzar a precalentar.

2. Retirar la corteza del pan y aplanar las rebanadas con un rodillo. No seas gentil. Presione con fuerza para que el pan quede muy fino.

3. Cubra las rebanadas de pan con queso y manzana picada, dividiendo los ingredientes de manera uniforme.

4. Enrolle bien cada rebanada y asegúrelos con uno o dos palillos de dientes.

5. Cepille el exterior de los panecillos con mantequilla derretida.

6. Coloque en una sartén perforada del horno de freidora y fría al aire durante 4 a 5 minutos, o hasta que el exterior esté crujiente y bien dorado.

7. Servir caliente.

Bruschetta de Hash Brown con Queso

Tiempo de preparación: 5 minutos | Tiempo de cocción: de 6 a 8 minutos | Para 4 personas

4 hamburguesas de hash brown congeladas

1 cucharada de aceite de oliva

$^1/_3$ taza de tomates cherry picados

3 cucharadas de queso mozzarella fresco cortado en cubitos

2 cucharadas de queso parmesano rallado

1 cucharada de vinagre balsámico

1 cucharada de albahaca fresca picada

1. Fije la temperatura del horno de la freidora a 400ºF (204ºC). Presione Iniciar para comenzar a precalentar.

2. Coloque las hamburguesas de hash brown en el horno de la freidora en una sola capa. Fríe al aire durante 6 a 8 minutos, o hasta que las papas estén crujientes, calientes y doradas.

3. Mientras tanto, combine el aceite de oliva, los tomates, la mozzarella, el parmesano, el vinagre y la albahaca en un tazón pequeño.

4. Cuando las patatas estén cocidas, retírelas con cuidado del molde perforado y colóquelas en un plato para servir. Cubra con la mezcla de tomate y sirva.

Poppers con queso y jalapeños

Tiempo de preparación: 5 minutos | Tiempo de cocción: 10 minutos | Para 4 personas

8 chiles jalapeños

½ taza de queso crema batido

¼ taza de queso cheddar rallado

1. Ajuste la temperatura del horno de la freidora a 360ºF (182ºC). Presione Iniciar para comenzar a precalentar.

2. Use un cuchillo para pelar para cortar con cuidado la parte superior de los jalapeños, luego saque las costillas y las semillas. Dejar de lado.

3. En un tazón mediano, combine el queso crema batido y el queso cheddar rallado. Coloque la mezcla en una bolsa de plástico sellable y, con unas tijeras, corte una esquina de la bolsa. Exprime suavemente un poco de mezcla de queso crema en cada pimiento hasta que esté casi lleno.

4. Coloque un trozo de papel pergamino en el fondo de la sartén perforada de la freidora y coloque los poppers en la parte superior, distribuyéndolos uniformemente. Freír al aire durante 10 minutos.

5. Deje que las palomitas de maíz se enfríen en la freidora durante 5 a 10 minutos antes de servir.

Papas fritas con queso

Tiempo de preparación: 5 minutos | Tiempo de cocción: 20 minutos | Para 5 porciones

1 bolsa (28 onzas / 794 g) de papas fritas congeladas

Spray para cocinar

Sal y pimienta para probar

½ taza de salsa de carne

1 taza de queso mozzarella rallado

2 cebolletas, solo las partes verdes, picadas

1. Fije la temperatura del horno de la freidora a 400ºF (204ºC). Presione Iniciar para comenzar a precalentar.

2. Coloque las papas fritas congeladas en el horno de la freidora. Freír al aire durante 10 minutos. Agita la sartén perforada y rocía las patatas fritas con aceite en aerosol. Espolvorear con sal y pimienta. Fríe al aire durante 8 minutos más.

3. Vierta la salsa de carne en un tazón mediano apto para microondas. Cocine en el microondas durante 30 segundos o hasta que la salsa esté tibia.

4. Espolvorea las patatas fritas con el queso. Fríe al aire durante 2 minutos más, hasta que el queso se derrita.

5. Transfiera las papas fritas a un plato para servir. Rocíe las papas fritas con salsa y espolvoree las cebolletas encima para una guarnición verde. Atender.

Champiñones Rellenos De Queso

Tiempo de preparación: 10 minutos | Tiempo de cocción: 8 a 12 minutos | Para 4 personas

16 champiñones medianos, enjuagados y secos

$^1/_3$ taza de salsa baja en sodio

3 dientes de ajo picados

1 cebolla mediana, finamente picada

1 chile jalapeño, picado

⅛ cucharadita de pimienta de cayena

3 cucharadas de queso Pepper Jack rallado

2 cucharaditas de aceite de oliva

1. Ajuste la temperatura del horno de la freidora a 350ºF (177ºC). Presione Iniciar para comenzar a precalentar.

2. Retire los tallos de los champiñones y píquelos finamente, reservando las tapas enteras.

3. En un tazón mediano, mezcle la salsa, el ajo, la cebolla, el jalapeño, la cayena y el queso Pepper Jack. Agregue los tallos de champiñones picados.

4. Introduzca esta mezcla en las tapas de los champiñones, amontonando el relleno. Rocíe los champiñones con aceite de oliva. Fríe los champiñones al aire en la sartén perforada del horno de la freidora durante 8 a 12 minutos, o hasta que el relleno esté caliente y los champiñones tiernos.

5. Servir inmediatamente.

Camarones con costra de coco

Tiempo de preparación: 10 minutos | Tiempo de cocción: 4 minutos | Sirve de 2 a 4

½ libra (227 g) de camarones medianos, pelados y desvenados (colas intactas)

1 taza de leche de coco enlatada

Ralladura fina de 1 lima

Sal kosher, al gusto

½ taza de pan rallado panko

½ taza de coco rallado sin azúcar

Pimienta negra recién molida, al gusto

Spray para cocinar

1 pepino pequeño o ½ mediano, cortado por la mitad y sin semillas

1 taza de yogur de coco

1 chile serrano, sin semillas y picado

1. Fije la temperatura del horno de la freidora a 400ºF (204ºC). Presione Iniciar para comenzar a precalentar.

2. En un tazón, combine los camarones, la leche de coco, la ralladura de limón y ½ cucharadita de sal kosher. Deje reposar los camarones durante 10 minutos.

3. Mientras tanto, en un recipiente aparte, mezcle el pan rallado y el coco rallado y sazone con sal y pimienta.

4. Unos pocos a la vez, agregue los camarones a la mezcla de pan rallado y revuelva para cubrir completamente. Transfiera los camarones a una rejilla de alambre colocada sobre una bandeja para hornear. Rocíe los camarones por todas partes con aceite en aerosol.

5. Transfiera los camarones al horno de la freidora y fríalos al aire durante 4 minutos, o hasta que estén dorados y bien cocidos. Transfiera los camarones a una fuente para servir y sazone con más sal.

6. Ralla el pepino en un tazón pequeño. Agregue el yogur de coco y el chile y sazone con sal y pimienta. Sirve junto con los camarones mientras estén calientes.

Dip cremoso de espinacas y brócoli

Tiempo de preparación: 10 minutos | Tiempo de cocción: de 9 a 14 minutos | Para 4 personas

½ taza de yogur griego bajo en grasa

¼ taza de queso crema descremado

½ taza de brócoli picado congelado, descongelado y escurrido

½ taza de espinaca picada congelada, descongelada y escurrida

$^1/_3$ taza de pimiento rojo picado

1 diente de ajo picado

½ cucharadita de orégano seco

2 cucharadas de queso parmesano rallado bajo en sodio

1. Fije la temperatura del horno de la freidora a 340ºF (171ºC). Presione Iniciar para comenzar a precalentar.

2. En un tazón mediano, licúe el yogur y el queso crema hasta que estén bien combinados.

3. Agregue el brócoli, la espinaca, el pimiento rojo, el ajo y el orégano. Transfiera a una fuente para hornear. Espolvorea con el queso parmesano.

4. Coloque la sartén en el horno freidora. Hornee durante 9 a 14 minutos, o hasta que la salsa burbujee y la parte superior comience a dorarse.

5. Servir inmediatamente.

Chips de manzana crujientes

Tiempo de preparación: 5 minutos | Tiempo de cocción: 25 a 35 minutos | Sirve 1

1 manzana Honeycrisp o Pink Lady

1. Ajuste la temperatura del horno de la freidora a 300ºF (149ºC). Presione Iniciar para comenzar a precalentar.

2. Quite el corazón de la manzana con un descorazonador de manzanas, dejando la manzana entera. Corta la manzana en rodajas de ⅛ de pulgada de grosor.

3. Coloque las rodajas de manzana en el molde perforado, escalonando las rodajas tanto como sea posible. Fríe al aire durante 25 a 35 minutos, o hasta que las patatas fritas estén secas y algunas ligeramente doradas, volteándolas 4 veces con pinzas para separarlas y rotarlas de arriba a abajo.

4. Coloque las patatas fritas en una sola capa sobre una rejilla para enfriar. Las manzanas se volverán más crujientes a medida que se enfríen.

5. Servir inmediatamente.

Cubitos de res empanados y crujientes

Tiempo de preparación: 10 minutos | Tiempo de cocción: 12 a 16 minutos | Para 4 personas

454 g (1 libra) de punta de solomillo, cortada en cubos de 1 pulgada

1 taza de salsa para pasta con queso

1½ tazas de pan rallado suave

2 cucharadas de aceite de oliva

½ cucharadita de mejorana seca

1. Ajuste la temperatura del horno de la freidora a 360ºF (182ºC). Presione Iniciar para comenzar a precalentar.

2. En un tazón mediano, mezcle la carne con la salsa para pasta para cubrir.

3. En un tazón poco profundo, combine el pan rallado, el aceite y la mejorana, y mezcle bien. Deje caer los cubos de carne, uno a la vez, en la mezcla de pan rallado para cubrirlos completamente.

4. Fríe al aire la carne en dos tandas durante 6 a 8 minutos, agitando la sartén perforada una vez durante el tiempo de cocción, hasta que la carne esté al menos a 145ºF (63ºC) y el exterior esté crujiente y dorado.

5. Servir caliente.

Chips crujientes de pepinillo con eneldo cajún

Tiempo de preparación: 5 minutos | Tiempo de cocción: 10 minutos | Rinde 16 rebanadas

¼ de taza de harina para todo uso

½ taza de pan rallado panko

1 huevo grande, batido

2 cucharaditas de condimento cajún

2 pepinillos encurtidos grandes, cortados en 8 rodajas cada uno

Spray para cocinar

1. Fije la temperatura del horno de la freidora a 390ºF (199ºC). Presione Iniciar para comenzar a precalentar.

2. Coloque la harina para todo uso, el pan rallado panko y el huevo en 3 tazones poco profundos separados, luego mezcle el condimento cajún con la harina.

3. Espolvorea cada trozo de pepinillo en la mezcla de harina, luego el huevo y finalmente el pan rallado. Sacuda cualquier exceso, luego coloque cada chip de pepinillo recubierto en un plato.

4. Rocíe la sartén perforada del horno de la freidora con aceite en aerosol, luego coloque 8 chips de pepinillos en la sartén perforada y fría al aire durante 5 minutos, o hasta que estén crujientes y dorados. Repite este proceso con los chips de pepinillos restantes.

5. Retirar las patatas fritas y dejar enfriar un poco sobre una rejilla antes de servir.

Palitos de mozzarella crujientes

Tiempo de preparación: 5 minutos | Tiempo de cocción: 6 a 7 minutos | Para 4 a 8 porciones

1 huevo

1 cucharada de agua

8 rollitos de huevo

8 "palitos" de queso mozzarella en tiras

1. Fije la temperatura del horno de la freidora a 390ºF (199ºC). Presione Iniciar para comenzar a precalentar.

2. Batir el huevo y el agua en un tazón pequeño.

3. Extienda rollos de huevo y humedezca los bordes con huevo batido.

4. Coloque una pieza de queso en tiras en cada envoltura cerca de un extremo.

5. Doble los lados del rollo de huevo sobre los extremos del queso y luego enrolle.

6. Cepille el exterior de la envoltura con huevo batido y presione suavemente para sellar bien.

7. Coloque en una sartén perforada del horno freidora en una sola capa y fría al aire durante 5 minutos. Fríe al aire por 1 o 2 minutos más, si es necesario, o hasta que estén dorados y crujientes.

8. Servir inmediatamente.

Triángulos crujientes de alcachofa Phyllo

Tiempo de preparación: 15 minutos | Tiempo de cocción: de 9 a 12 minutos | Hace 18 triángulos

¼ taza de queso ricotta

1 clara de huevo

$^1/_3$ taza de corazones de alcachofa picados y escurridos

3 cucharadas de queso mozzarella rallado

½ cucharadita de tomillo seco

6 hojas de masa filo congelada, descongelada

2 cucharadas de mantequilla derretida

1. Fije la temperatura del horno de la freidora a 400ºF (204ºC). Presione Iniciar para comenzar a precalentar.

2. En un tazón pequeño, combine el queso ricotta, la clara de huevo, los corazones de alcachofa, el queso mozzarella y el tomillo, y mezcle bien.

3. Cubre la masa filo con un paño de cocina húmedo mientras trabajas para que no se seque. Usando una hoja a la vez, colóquela en la superficie de trabajo y córtela en tercios a lo largo.

4. Ponga aproximadamente 1½ cucharaditas del relleno en cada tira en la base. Dobla la punta inferior derecha del filo sobre el relleno para encontrar el otro lado en

un triángulo, luego continúa doblando en un triángulo. Cepille cada triángulo con mantequilla para sellar los bordes. Repetir con el resto de la masa filo y el relleno.

5. Coloque los triángulos en la sartén perforada del horno freidora. Hornee, 6 a la vez, durante aproximadamente 3 a 4 minutos, o hasta que la pasta filo esté dorada y crujiente.

6. Servir caliente.

Espárragos crujientes envueltos en prosciutto

Tiempo de preparación: 5 minutos | Tiempo de cocción: 16 a 24 minutos | Para 6

12 espárragos, puntas leñosas recortadas

24 piezas de prosciutto en rodajas finas

Spray para cocinar

1. Ajuste la temperatura del horno de la freidora a 360ºF (182ºC). Presione Iniciar para comenzar a precalentar.

2. Envuelva cada lanza de espárragos con 2 rebanadas de prosciutto, luego repita este proceso con el resto de espárragos y prosciutto.

3. Rocíe la sartén perforada del horno de la freidora con aceite en aerosol, luego coloque de 2 a 3 manojos en la sartén perforada y fría al aire durante 4 minutos. Repite este proceso con el resto de manojos de espárragos.

4. Retire los manojos y déjelos enfriar sobre una rejilla durante 5 minutos antes de servir.

Garbanzos crujientes especiados

Tiempo de preparación: 5 minutos | Tiempo de cocción: de 6 a 12 minutos | Rinde 1½ tazas

1 lata (15 onzas / 425 g) de garbanzos, enjuagados y secos con toallas de papel

1 cucharada de aceite de oliva

½ cucharadita de romero seco

½ cucharadita de perejil seco

½ cucharadita de cebollino seco

¼ de cucharadita de mostaza en polvo

¼ de cucharadita de pimentón dulce

¼ de cucharadita de pimienta de cayena

Sal kosher y pimienta negra recién molida, al gusto

1. Ajuste la temperatura del horno de la freidora a 350ºF (177ºC). Presione Iniciar para comenzar a precalentar.

2. En un tazón grande, combine todos los ingredientes, excepto la sal kosher y la pimienta negra, y mezcle hasta que los garbanzos estén cubiertos de manera uniforme con las hierbas y especias.

3. Raspe los garbanzos y los condimentos en el horno de la freidora y fríalos al aire durante 6 a 12 minutos, o hasta que estén dorados y crujientes, agitando la sartén perforada a la mitad.

4. Transfiera los garbanzos crujientes a un tazón, espolvoree con sal kosher y pimienta negra y sirva caliente.

Chips de tortilla rápidos y fáciles

Tiempo de preparación: 5 minutos | Tiempo de cocción: 3 minutos | 2 porciones

8 tortillas de maíz

1 cucharada de aceite de oliva

Sal al gusto

1. Fije la temperatura del horno de la freidora a 390ºF (199ºC). Presione Iniciar para comenzar a precalentar.

2. Corta las tortillas de maíz en triángulos. Cubrir con una ligera brocha de aceite de oliva.

3. Coloque los trozos de tortilla en la sartén perforada del horno freidora y fría al aire durante 3 minutos. Es posible que deba hacer esto por lotes.

4. Sazone con sal antes de servir.

Chips de pita con hierbas

Tiempo de preparación: 5 minutos | Tiempo de cocción: 5 a 6 minutos | Para 4 personas

¼ de cucharadita de albahaca seca

¼ de cucharadita de mejorana

¼ de cucharadita de orégano molido

¼ de cucharadita de ajo en polvo

¼ de cucharadita de tomillo molido

¼ de cucharadita de sal

2 pitas enteras de 6 pulgadas, integrales o blancas

Spray para cocinar

1. Fije la temperatura del horno de la freidora a 330ºF (166ºC). Presione Iniciar para comenzar a precalentar.

2. Mezcle todos los condimentos.

3. Corta cada mitad de pita en 4 gajos. Separe las cuñas en el doblez.

4. Rocíe un lado de las rodajas de pita con aceite. Espolvoree con la mitad de la mezcla de condimentos.

5. Voltee las rodajas de pita, rocíe el otro lado con aceite y espolvoree con los condimentos restantes.

6. Coloque las rodajas de pita en una sartén perforada para horno de freidora y hornee por 2 minutos.

7. Agite el molde perforado y hornee por 2 minutos más. Agite nuevamente y, si es necesario, hornee por 1 o 2 minutos más, o hasta que esté crujiente. Mire con cuidado porque en este punto se cocinarán muy rápido.

8. Servir caliente.

Alitas de pollo con miel y sriracha

Tiempo de preparación: 5 minutos | Tiempo de cocción: 30 minutos | Para 4 personas

1 cucharada de salsa picante Sriracha

1 cucharada de miel

1 diente de ajo picado

½ cucharadita de sal kosher

16 alitas de pollo y drumettes

Spray para cocinar

1. Ajuste la temperatura del horno de la freidora a 360ºF (182ºC). Presione Iniciar para comenzar a precalentar.

2. En un tazón grande, mezcle la salsa picante Sriracha, la miel, el ajo picado y la sal kosher, luego agregue el pollo y revuelva para cubrir.

3. Rocíe la sartén perforada de la freidora con aceite en aerosol, luego coloque 8 alas en la sartén perforada y fría al aire durante 15 minutos, volteando a la mitad. Repite este proceso con las alas restantes.

4. Retire las alas y deje enfriar sobre una rejilla durante 10 minutos antes de servir.

Muslos de pollo al limón

Tiempo de preparación: 5 minutos | Tiempo de cocción: 30 minutos | 2 porciones

2 cucharaditas de pimienta negra gruesa recién molida

1 cucharadita de levadura en polvo

½ cucharadita de ajo en polvo

4 muslos de pollo (4 onzas / 113 g cada uno)

Sal kosher, al gusto

1 limón

1. En un tazón pequeño, mezcle la pimienta, el polvo de hornear y el ajo en polvo. Coloque las baquetas en un plato y espolvoree uniformemente con la mezcla de levadura en polvo, girando las baquetas para que queden bien cubiertas. Deje reposar las baquetas en el refrigerador durante al menos 1 hora o hasta toda la noche.

2. Ajuste la temperatura del horno de la freidora a 375ºF (191ºC). Presione Iniciar para comenzar a precalentar.

3. Espolvorea las baquetas con sal, luego transfiérelas a la sartén perforada del horno de la freidora.

4. Fríe al aire durante 30 minutos o hasta que esté bien cocido y crujiente por fuera.

5. Transfiera las baquetas a una fuente para servir y ralle finamente la ralladura del limón sobre ellas mientras están calientes. Corta el limón en gajos y sírvelo con las baquetas calientes.

Endibia de limón en yogur al curry

Tiempo de preparación: 5 minutos | Tiempo de cocción: 10 minutos | Para 6

6 cabezas de escarola

½ taza de yogur natural y sin grasa

3 cucharadas de jugo de limón

1 cucharadita de ajo en polvo

½ cucharadita de curry en polvo

Sal y pimienta negra molida, al gusto.

1. Lavar las endivias y cortarlas por la mitad a lo largo.

2. En un bol, mezcle el yogur, el jugo de limón, el ajo en polvo, el curry en polvo, la sal y la pimienta.

3. Cepille las mitades de escarola con la marinada, cubriéndolas por completo. Deje reposar durante al menos 30 minutos o hasta 24 horas.

4. Ajuste la temperatura del horno de la freidora a 320ºF (160ºC). Presione Iniciar para comenzar a precalentar.

5. Poner las endivias en la sartén perforada del horno freidora y freír al aire durante 10 minutos.

6. Servir caliente.

Chips de pera al limón

Tiempo de preparación: 15 minutos | Tiempo de cocción: de 9 a 13 minutos | Para 4 personas

2 peras Bosc firmes, cortadas transversalmente en rodajas de ⅛ de pulgada de grosor

1 cucharada de jugo de limón recién exprimido

½ cucharadita de canela molida

⅛ cucharadita de cardamomo molido

1. Ajuste la temperatura del horno de la freidora a 380ºF (193ºC). Presione Iniciar para comenzar a precalentar.

2. Separe las rondas de pera de tallo más pequeñas de las rondas más grandes con semillas. Retire el corazón y las semillas de las rodajas más grandes. Espolvorea todas las rodajas con jugo de limón, canela y cardamomo.

3. Coloque las patatas fritas más pequeñas en la sartén perforada del horno de la freidora. Freír al aire durante 3 a 5 minutos, o hasta que estén ligeramente dorados, agitando la sartén perforada una vez durante la cocción. Retirar del horno freidora.

4. Repita con las rodajas más grandes, friendo al aire durante 6 a 8 minutos, o hasta que estén ligeramente

doradas, agitando la sartén perforada una vez durante la cocción.

5. Retire las patatas fritas del horno de la freidora. Deje enfriar y sirva o almacene en un recipiente hermético a temperatura ambiente hasta por 2 días.

Remolachas glaseadas con arce

Tiempo de preparación: 5 minutos | Tiempo de cocción: 51 minutos | Para 8 porciones

1,5 kg (3½ libras) de remolacha

4 cucharadas de jarabe de arce, dividido

1 cucharada de aceite de coco

1. Ajuste la temperatura del horno de la freidora a 320ºF (160ºC). Presione Iniciar para comenzar a precalentar.

2. Lavar y pelar las remolachas. Córtelos en trozos de 1 pulgada.

3. Ponga el aceite de coco en el horno de la freidora y derrita durante 1 minuto.

4. Coloque los cubos de remolacha en la sartén perforada del horno freidora y fría al aire durante 40 minutos. Cubra las remolachas en 2 cucharadas de jarabe de arce y fríalas al aire durante otros 10 minutos, asegurándose de que las remolachas se ablanden.

5. Mezcle las remolachas cocidas con las 2 cucharadas restantes de jarabe de arce y sirva inmediatamente.

Mozzarella Arancini

Tiempo de preparación: 5 minutos | Tiempo de cocción: 8 a 11 minutos | Rinde 16 arancini

2 tazas de arroz cocido, enfriado

2 huevos batidos

1½ tazas de pan rallado panko, cantidad dividida

½ taza de queso parmesano rallado

2 cucharadas de albahaca fresca picada

Queso mozzarella en cubos de 16¾ pulgadas

2 cucharadas de aceite de oliva

1. Fije la temperatura del horno de la freidora a 400ºF (204ºC). Presione Iniciar para comenzar a precalentar.

2. En un tazón mediano, combine el arroz, los huevos, ½ taza de pan rallado, el queso parmesano y la albahaca. Forme con esta mezcla 16 bolitas de 1½ pulgadas.

3. Haz un agujero en cada una de las bolas con el dedo e inserta un cubo de Mozzarella. Forme la mezcla de arroz firmemente alrededor del queso.

4. En un plato poco profundo, combine la 1 taza restante de pan rallado con el aceite de oliva y mezcle bien. Enrolle las bolas de arroz en el pan rallado para cubrirlas.

5. Fríe al aire los arancini en lotes durante 8 a 11 minutos o hasta que estén dorados.

6. Servir caliente.

Albóndigas De Pollo A La Pimienta

Tiempo de preparación: 5 minutos | Tiempo de cocción: 13 a 20 minutos | Rinde 16 albóndigas

2 cucharaditas de aceite de oliva

¼ de taza de cebolla picada

¼ taza de pimiento rojo picado

2 obleas de vainilla, trituradas

1 clara de huevo

½ cucharadita de tomillo seco

½ libra (227 g) de pechuga de pollo molida

1. Fije la temperatura del horno de la freidora a 370ºF (188ºC). Presione Iniciar para comenzar a precalentar.

2. En un molde para hornear, mezcle el aceite de oliva, la cebolla y el pimiento rojo. Coloque la sartén en el horno freidora. Fríe al aire durante 3 a 5 minutos, o hasta que las verduras estén tiernas.

3. En un tazón mediano, mezcle las verduras cocidas, las obleas trituradas, la clara de huevo y el tomillo hasta que estén bien combinados.

4. Mezcle el pollo, suave pero bien, hasta que todo esté combinado.

5. Forme 16 albóndigas con la mezcla y colóquelas en la sartén perforada del horno freidora. Fríe al aire durante 10 a 15 minutos, o hasta que las albóndigas alcancen una temperatura interna de 165ºF (74ºC) en un termómetro para carnes.

6. Servir inmediatamente.

Puercos en una sábana

Tiempo de preparación: 5 minutos | Tiempo de cocción: 14 minutos | Para 4 a 6 porciones

24 salchichas ahumadas cóctel

6 rebanadas de queso cheddar en rodajas delicatessen, cada una cortada en 8 piezas rectangulares

1 tubo (8 onzas / 227 g) de masa de rollo de media luna refrigerada

1. Ajuste la temperatura del horno de la freidora a 350ºF (177ºC). Presione Iniciar para comenzar a precalentar.

2. Desenrolle la masa del rollo de media luna en una hoja grande. Si la masa del rollo de media luna tiene costuras perforadas, pellizque o enrolle todas las costuras perforadas juntas. Corta la hoja grande de masa en 4 rectángulos. Luego corte cada rectángulo en 6 piezas haciendo una rebanada a lo largo en el medio y 2 rebanadas horizontalmente. Debes tener 24 piezas de masa.

3. Haz un corte profundo a lo largo del centro de la salchicha para cóctel. Introduzca dos trozos de queso en la hendidura de la salchicha. Enrolle una pieza de masa de media luna alrededor de la salchicha de cóctel rellena, dejando expuestos los extremos de la salchicha. Pellizca la costura. Repite con las salchichas restantes.

4. Freír al aire en 2 lotes durante 7 minutos, colocando las salchichas con la costura hacia abajo en la sartén perforada.

5. Servir caliente.

Poutine con papas fritas con gofres

Tiempo de preparación: 10 minutos | Tiempo de cocción: 15 a 17 minutos | Para 4 personas

2 tazas de papas fritas congeladas cortadas en gofres

2 cucharaditas de aceite de oliva

1 pimiento rojo picado

2 cebollas verdes, en rodajas

1 taza de queso suizo rallado

½ taza de salsa de pollo embotellada

1. Ajuste la temperatura del horno de la freidora a 380ºF (193ºC). Presione Iniciar para comenzar a precalentar.

2. Mezcle las gofres fritas con el aceite de oliva y colóquelas en la sartén perforada del horno freidora. Fríe al aire durante 10 a 12 minutos, o hasta que las patatas fritas estén crujientes y ligeramente doradas, agitando la sartén perforada a la mitad del tiempo de cocción.

3. Transfiera las papas fritas a una bandeja para hornear y cubra con el pimiento, las cebolletas y el queso. Fríe al aire durante 3 minutos o hasta que las verduras estén crujientes y tiernas.

4. Retire la sartén del horno de la freidora y rocíe la salsa sobre las papas fritas. Fríe al aire durante 2 minutos o hasta que la salsa esté caliente.

5. Servir inmediatamente.

Chips de verduras de raíz con sal de hierbas

Tiempo de preparación: 10 minutos | Tiempo de cocción: 8 minutos | 2 porciones

1 chirivía, lavada

1 remolacha pequeña, lavada

1 nabo pequeño, lavado

½ batata pequeña, lavada

1 cucharadita de aceite de oliva

Spray para cocinar

Sal de hierbas:

¼ de cucharadita de sal kosher

2 cucharaditas de perejil fresco finamente picado

1. Ajuste la temperatura del horno de la freidora a 360ºF (182ºC). Presione Iniciar para comenzar a precalentar.

2. Pele y corte en rodajas finas la chirivía, la remolacha, el nabo y la batata, luego coloque las verduras en un tazón grande, agregue el aceite de oliva y mezcle.

3. Rocíe la sartén perforada de la freidora con aceite en aerosol, luego coloque las verduras en la sartén perforada y fría al aire durante 8 minutos, agitando suavemente la sartén perforada hasta la mitad.

4. Mientras se cocinan las papas fritas, haga la sal de hierbas en un tazón pequeño combinando la sal kosher y el perejil.

5. Retire las papas fritas y colóquelas en un plato para servir, luego espolvoree la sal de hierbas en la parte superior y deje enfriar durante 2 a 3 minutos antes de servir.

Anacardos al horno con romero

Tiempo de preparación: 5 minutos | Tiempo de cocción: 3 minutos | Rinde 2 tazas

2 ramitas de romero fresco (1 picado y 1 entero)

1 cucharadita de aceite de oliva

1 cucharadita de sal kosher

½ cucharadita de miel

2 tazas de anacardos enteros tostados y sin sal

Spray para cocinar

1. Ajuste la temperatura del horno de la freidora a 300ºF (149ºC). Presione Iniciar para comenzar a precalentar.

2. En un tazón mediano, mezcle el romero picado, el aceite de oliva, la sal kosher y la miel. Dejar de lado.

3. Rocíe la sartén perforada de la freidora con aceite en aerosol, luego coloque los anacardos y la ramita de romero entera en la sartén perforada y hornee por 3 minutos.

4. Retire los anacardos y el romero, luego deseche el romero y agregue los anacardos a la mezcla de aceite de oliva, revolviendo para cubrir.

5. Deje enfriar durante 15 minutos antes de servir.

Papas fritas con cordón de romero y ajo

Tiempo de preparación: 5 minutos | Tiempo de cocción: 18 minutos | 2 porciones

1 papa roja grande (aproximadamente 12 onzas / 340 g), restregada y cortada en juliana

1 cucharada de aceite vegetal

Hojas de 1 ramita de romero fresco

Sal kosher y pimienta negra recién molida, al gusto

1 diente de ajo, en rodajas finas

Sal marina en escamas, para servir

1. Fije la temperatura del horno de la freidora a 400ºF (204ºC). Presione Iniciar para comenzar a precalentar.

2. Coloque las papas en juliana en un colador grande y enjuague con agua corriente fría hasta que el agua salga clara. Extienda las papas sobre una capa doble de papel toalla y séquelas.

3. En un tazón grande, combine las papas, el aceite y el romero. Sazone con sal y pimienta kosher y revuelva para cubrir uniformemente. Coloca las papas en el horno freidora y fríe al aire durante 18 minutos, agitando la sartén perforada cada 5 minutos y agregando el ajo en los últimos 5 minutos de cocción, o hasta que las papas estén doradas y crujientes.

4. Transfiera las papas fritas a un plato y espolvoree con sal marina en escamas mientras están calientes. Servir inmediatamente.

Pimientos Shishito con Aderezo de Hierbas

Tiempo de preparación: 10 minutos | Tiempo de cocción: 6 minutos | Sirve de 2 a 4

6 onzas (170 g) de pimientos shishito

1 cucharada de aceite vegetal

Sal kosher y pimienta negra recién molida, al gusto

½ taza de mayonesa

2 cucharadas de hojas de albahaca fresca finamente picadas

2 cucharadas de perejil fresco de hoja plana finamente picado

1 cucharada de estragón fresco finamente picado

1 cucharada de cebollino fresco finamente picado

Ralladura fina de ½ limón

1 cucharada de jugo de limón fresco

Sal marina en escamas, para servir

1. Fije la temperatura del horno de la freidora a 400ºF (204ºC). Presione Iniciar para comenzar a precalentar.

2. Prepare el aderezo: En un tazón, mezcle los shishitos y el aceite para cubrirlos uniformemente y sazone con sal kosher y pimienta negra. Transfiera al horno freidora y fríalo al aire durante 6 minutos, agitando la sartén perforada a la mitad, o hasta que los shishitos estén ampollados y ligeramente carbonizados.

3. Mientras tanto, en un tazón pequeño, mezcle la mayonesa, la albahaca, el perejil, el estragón, las cebolletas, la ralladura de limón y el jugo de limón.

4. Apile los pimientos en un plato, espolvoree con sal marina en escamas y sirva caliente con el aderezo.

Nueces mixtas especiadas

Tiempo de preparación: 5 minutos | Tiempo de cocción: 6 minutos | Rinde 2 tazas

½ taza de anacardos crudos

½ taza de mitades de nueces crudas

½ taza de mitades de nueces crudas

½ taza de almendras enteras crudas

2 cucharadas de aceite de oliva

1 cucharada de azúcar morena clara

1 cucharadita de hojas de romero frescas picadas

1 cucharadita de hojas de tomillo frescas picadas

1 cucharadita de sal kosher

½ cucharadita de cilantro molido

¼ de cucharadita de cebolla en polvo

¼ de cucharadita de pimienta negra recién molida

⅛ cucharadita de ajo en polvo

1. Ajuste la temperatura del horno de la freidora a 350ºF (177ºC). Presione Iniciar para comenzar a precalentar.

2. En un tazón grande, combine todos los ingredientes y mezcle hasta que las nueces estén cubiertas uniformemente con las hierbas, las especias y el azúcar.

3. Raspe las nueces y los condimentos en el horno de la freidora y fría durante 6 minutos, o hasta que estén dorados y fragantes, agitando la sartén perforada a la mitad.

4. Transfiera las nueces de cóctel a un tazón y sírvalas tibias.

Patatas Fritas Con Especias

Tiempo de preparación: 10 minutos | Tiempo de cocción: 15 minutos | 2 porciones

2 cucharadas de aceite de oliva

1½ cucharaditas de pimentón ahumado

1½ cucharaditas de sal kosher, y más según sea necesario

1 cucharadita de chile en polvo

½ cucharadita de comino molido

½ cucharadita de cúrcuma molida

½ cucharadita de mostaza en polvo

¼ de cucharadita de pimienta de cayena

2 batatas medianas (aproximadamente 10 onzas / 284 g cada una), cortadas en gajos, de ½ pulgada de grosor y 3 pulgadas de largo

Pimienta negra recién molida, al gusto

$^2/_3$ taza de crema agria

1 diente de ajo rallado

1. Fije la temperatura del horno de la freidora a 400ºF (204ºC). Presione Iniciar para comenzar a precalentar.

2. En un tazón grande, combine el aceite de oliva, el pimentón, la sal, el chile en polvo, el comino, la cúrcuma, la mostaza en polvo y la pimienta de cayena.

Agregue las batatas, sazone con pimienta negra y mezcle para cubrir uniformemente.

3. Transfiera las batatas al horno freidora (guarde el tazón con el aceite y las especias sobrantes) y fríalas al aire durante 15 minutos, agitando la sartén perforada a la mitad, o hasta que estén doradas y crujientes. Regrese las rodajas de papa al tazón reservado y mezcle nuevamente mientras están calientes.

4. Mientras tanto, en un tazón pequeño, mezcle la crema agria y el ajo. Sazone con sal y pimienta negra y transfiera a un plato para servir.

5. Sirve las rodajas de papa calientes con la crema agria de ajo.

Bocaditos de pollo picantes

Tiempo de preparación: 10 minutos | Tiempo de cocción: 10 a 12 minutos | Hace 30 bocados

8 onzas de muslos de pollo deshuesados y sin piel, cortados en 30 trozos

¼ de cucharadita de sal kosher

2 cucharadas de salsa picante

Spray para cocinar

1. Fije la temperatura del horno de la freidora a 390ºF (199ºC). Presione Iniciar para comenzar a precalentar.

2. Rocíe la sartén perforada de la freidora con aceite en aerosol y sazone las picaduras de pollo con la sal kosher, luego colóquelas en la sartén perforada y fríalas al aire durante 10 a 12 minutos o hasta que estén crujientes.

3. Mientras se cocinan las picaduras de pollo, vierta la salsa picante en un tazón grande.

4. Retire las picaduras y agregue al tazón de salsa, revolviendo para cubrir. Sirva caliente.

Alitas De Pollo Picantes

Tiempo de preparación: 5 minutos | Tiempo de cocción: 20 minutos | Sirve de 2 a 4

1¼ libras (567 g) de alitas de pollo, separadas en planos y drumettes

1 cucharadita de levadura en polvo

1 cucharadita de pimienta de cayena

¼ de cucharadita de ajo en polvo

Sal kosher y pimienta negra recién molida, al gusto

1 cucharada de mantequilla sin sal, derretida

Para servir:

Aderezo de queso azul

Apio

Palitos de zanahoria

7. Coloque las alitas de pollo en un plato grande, luego espolvoree uniformemente con el polvo de hornear, la pimienta de cayena y el ajo en polvo. Mezcle las alas con las manos, asegurándose de que el polvo de hornear y los condimentos las cubran completamente, hasta que se incorporen uniformemente. Deje reposar las alitas en el refrigerador durante 1 hora o hasta toda la noche.

8. Fije la temperatura del horno de la freidora a 400ºF (204ºC). Presione Iniciar para comenzar a precalentar.

9. Sazone las alitas con sal y pimienta negra, luego transfiéralas al horno de la freidora, colocándolas de punta contra la pared de la sartén perforada del horno de la freidora y entre sí. Fríe al aire durante 20 minutos o hasta que las alitas estén bien cocidas y crujientes y doradas. Transfiera las alas a un tazón y mezcle con la mantequilla mientras están calientes.

10. Coloca las alitas en una fuente y sírvelas tibias con el aderezo de queso azul, palitos de apio y zanahoria.

Chips de col rizada picante

Tiempo de preparación: 5 minutos | Tiempo de cocción: 8 a 12 minutos | Para 4 personas

5 tazas de col rizada, sin tallos grandes y picada

2 cucharaditas de aceite de canola

¼ de cucharadita de pimentón ahumado

¼ de cucharadita de sal kosher

Spray para cocinar

1. Fije la temperatura del horno de la freidora a 390ºF (199ºC). Presione Iniciar para comenzar a precalentar.

2. En un tazón grande, mezcle la col rizada, el aceite de canola, el pimentón ahumado y la sal kosher.

3. Rocíe la sartén perforada de la freidora con aceite en aerosol, luego coloque la mitad de la col rizada en la sartén perforada y fría al aire durante 2 a 3 minutos.

4. Agite la sartén perforada y fría al aire durante 2 a 3 minutos más, o hasta que esté crujiente. Repite este proceso con la col rizada restante.

5. Retire la col rizada y déjela enfriar sobre una rejilla de alambre durante 3 a 5 minutos antes de servir.

Tazas de carne de cangrejo y espinacas

Tiempo de preparación: 10 minutos | Tiempo de cocción: 10 minutos | Rinde 30 tazas

1 lata (6 onzas / 170 g) de carne de cangrejo, escurrida para obtener $1/3$ taza de carne

¼ de taza de espinacas congeladas, descongeladas, escurridas y picadas

1 diente de ajo picado

½ taza de queso parmesano rallado

3 cucharadas de yogur natural

¼ de cucharadita de jugo de limón

½ cucharadita de salsa Worcestershire

30 mini conchas phyllo, descongeladas

Spray para cocinar

1. Fije la temperatura del horno de la freidora a 390ºF (199ºC). Presione Iniciar para comenzar a precalentar.

2. Retire cualquier trozo de cáscara que pueda quedar en la carne de cangrejo.

3. Mezcle la carne de cangrejo, las espinacas, el ajo y el queso.

4. Agregue el yogur, el jugo de limón y la salsa Worcestershire y mezcle bien.

5. Vierta una cucharadita de relleno en cada caparazón de hojaldre.

6. Rocíe la sartén perforada del horno de la freidora con aceite en aerosol y coloque la mitad de las conchas en la sartén perforada. Freír al aire durante 5 minutos. Repita con las cáscaras restantes.

7. Servir inmediatamente.

Tater Tots de tocino dulce

Tiempo de preparación: 5 minutos | Tiempo de cocción: 7 minutos | Para 4 personas

24 tater tots congelados

6 rebanadas de tocino cocido

2 cucharadas de sirope de arce

1 taza de queso cheddar rallado

1. Fije la temperatura del horno de la freidora a 400ºF (204ºC). Presione Iniciar para comenzar a precalentar.

2. Coloque los tater tots en la sartén perforada del horno de la freidora. Freír al aire durante 10 minutos, agitando la sartén perforada a la mitad del tiempo de cocción.

3. Mientras tanto, corte el tocino en trozos de 1 pulgada.

4. Retire los tater tots de la sartén perforada del horno de la freidora y colóquelos en una bandeja para hornear. Cubra con el tocino y rocíe con el jarabe de arce. Fríe al aire durante 5 minutos, o hasta que los tots y el tocino estén crujientes.

5. Cubra con el queso y fríalo al aire durante 2 minutos, o hasta que el queso se derrita.

6. Servir caliente.

Tortellini con salsa picante

Tiempo de preparación: 5 minutos | Tiempo de cocción: 20 minutos | Para 4 personas

¾ taza de mayonesa

2 cucharadas de mostaza

1 huevo

½ taza de harina

½ cucharadita de orégano seco

1½ tazas de pan rallado

2 cucharadas de aceite de oliva

2 tazas de tortellini de queso congelado

1. Ajuste la temperatura del horno de la freidora a 380ºF (193ºC). Presione Iniciar para comenzar a precalentar.

2. En un tazón pequeño, combine la mayonesa y la mostaza y mezcle bien. Dejar de lado.

3. En un tazón poco profundo, bata el huevo. En un recipiente aparte, combine la harina y el orégano. En otro tazón, combine el pan rallado y el aceite de oliva, y mezcle bien.

4. Deje caer los tortellini, unos pocos a la vez, en el huevo, luego en la harina, luego en el huevo nuevamente y luego en el pan rallado para cubrir. Ponga en la sartén perforada del horno freidora, cocinando en lotes.

5. Fríe al aire durante unos 10 minutos, agitando a la mitad del tiempo de cocción, o hasta que los tortellini estén crujientes y dorados por fuera. Sirve con la mezcla de mayonesa.

Nachos de Salmón Vegetal

Tiempo de preparación: 10 minutos | Tiempo de cocción: de 9 a 12 minutos | Para 6

2 onzas (57 g) de totopos de maíz horneados sin sal

1 (5 onzas / 142 g) de filete de salmón al horno, en copos

½ taza de frijoles negros enlatados bajos en sodio, enjuagados y escurridos

1 pimiento rojo picado

½ taza de zanahoria rallada

1 chile jalapeño, picado

$^1/_3$ taza de queso suizo bajo en sodio y bajo en grasa, rallado

1 tomate picado

1. Ajuste la temperatura del horno de la freidora a 360ºF (182ºC). Presione Iniciar para comenzar a precalentar.

2. En una bandeja para hornear, coloque capas de totopos. Cubra con el salmón, frijoles negros, pimiento rojo, zanahoria, jalapeño y queso suizo.

3. Hornee en el horno de freidora durante 9 a 12 minutos, o hasta que el queso se derrita y comience a dorarse.

4. Cubra con el tomate y sirva.

Tostada de camarones con verduras

Tiempo de preparación: 15 minutos | Tiempo de cocción: de 3 a 6 minutos | Para 4 personas

8 camarones crudos grandes, pelados y finamente picados

1 clara de huevo

2 dientes de ajo picados

3 cucharadas de pimiento rojo picado

1 tallo de apio mediano, picado

2 cucharadas de maicena

¼ de cucharadita de polvo de cinco especias chinas

3 rebanadas de pan integral sin sodio en rodajas finas y firmes

1. Ajuste la temperatura del horno de la freidora a 350ºF (177ºC). Presione Iniciar para comenzar a precalentar.

2. En un tazón pequeño, mezcle los camarones, la clara de huevo, el ajo, el pimiento rojo, el apio, la maicena y el polvo de cinco especias. Cubra cada rebanada de pan con un tercio de la mezcla de camarones, extendiéndola uniformemente hasta los bordes. Con un cuchillo afilado, corte cada rebanada de pan en 4 tiras.

3. Coloque las tostadas de camarón en la sartén perforada del horno de la freidora en una sola capa. Es posible que deba cocinarlos en lotes. Freír al aire durante 3 a 6 minutos, hasta que estén crujientes y dorados.

4. Servir caliente.

Brochetas de carne y mango

Tiempo de preparación: 10 minutos | Tiempo de cocción: 4 a 7 minutos | Para 4 personas

¾ de libra (340 g) de punta de solomillo de res, cortada en cubos de 1 pulgada

2 cucharadas de vinagre balsámico

1 cucharada de aceite de oliva

1 cucharada de miel

½ cucharadita de mejorana seca

Pizca de sal

Pimienta negra recién molida, al gusto

1 mango

1. Fije la temperatura del horno de la freidora a 390ºF (199ºC). Presione Iniciar para comenzar a precalentar.

2. Coloque los cubos de carne en un tazón mediano y agregue el vinagre balsámico, el aceite de oliva, la miel, la mejorana, la sal y la pimienta. Mezcle bien, luego masajee la marinada en la carne con las manos. Dejar de lado.

3. Para preparar el mango, colóquelo de punta y corte la piel con un cuchillo afilado. Luego, corte con cuidado

alrededor del hueso ovalado para quitar la pulpa. Corta el mango en cubos de 1 pulgada.

4. Enhebre las brochetas de metal alternando con tres cubos de ternera y dos cubos de mango.

5. Ase las brochetas en la sartén perforada del horno de la freidora durante 4 a 7 minutos, o hasta que la carne esté dorada y al menos a 145ºF (63ºC).

6. Servir caliente.

Zucchini and Potato Tots

Tiempo de preparación: 5 minutos | Tiempo de cocción: 20 minutos | Para 4 personas

1 calabacín grande, rallado

1 papa mediana al horno, sin piel y triturada

¼ taza de queso cheddar rallado

1 huevo grande, batido

½ cucharadita de sal kosher

Spray para cocinar

1. Fije la temperatura del horno de la freidora a 390ºF (199ºC). Presione Iniciar para comenzar a precalentar.

2. Envuelva el calabacín rallado en una toalla de papel y exprima el exceso de líquido, luego combine el calabacín, la papa horneada, el queso cheddar rallado, el huevo y la sal kosher en un tazón grande.

3. Rocíe una bandeja para hornear con aceite en aerosol, luego coloque cucharadas individuales de la mezcla de calabacín en la sartén y fría al aire durante 10 minutos. Repite este proceso con la mezcla restante.

4. Retire los tots y déjelos enfriar sobre una rejilla durante 5 minutos antes de servir.

Favoritos cotidianos rápidos y fáciles

Brócoli Frito Al Aire

Tiempo de preparación: 5 minutos | Tiempo de cocción: 6 minutos | Sirve 1

4 yemas de huevo

¼ de taza de mantequilla derretida

2 tazas de flor de coco

Sal y pimienta para probar

2 tazas de floretes de brócoli

1. Fije la temperatura del horno de la freidora a 400ºF (204ºC). Presione Iniciar para comenzar a precalentar.

2. En un bol, bata las yemas de huevo y la mantequilla derretida. Agregue la harina de coco, la sal y la pimienta, luego revuelva nuevamente para combinar bien.

3. Sumerja cada florete de brócoli en la mezcla y colóquelo en la freidora. Fríe al aire durante 6 minutos en lotes si es necesario. Tenga cuidado al retirarlos y sirva inmediatamente.

Tomates verdes fritos al aire

Tiempo de preparación: 5 minutos | Tiempo de cocción: de 6 a 8 minutos | Para 4 personas

4 tomates verdes medianos

$^{1}/_{3}$ taza de harina para todo uso

2 claras de huevo

¼ taza de leche de almendras

1 taza de almendras molidas

½ taza de pan rallado panko

2 cucharaditas de aceite de oliva

1 cucharadita de pimentón

1 diente de ajo picado

1. Fije la temperatura del horno de la freidora a 400ºF (204ºC). Presione Iniciar para comenzar a precalentar.

2. Enjuague los tomates y séquelos. Corta los tomates en rodajas de ½ pulgada, desechando los extremos más finos.

3. Pon la harina en un plato. En un bol poco profundo, batir las claras con la leche de almendras hasta que estén espumosas. Y en otro plato, combine las almendras, el pan rallado, el aceite de oliva, el pimentón y el ajo y mezcle bien.

4. Sumerja las rodajas de tomate en la harina, luego en la mezcla de clara de huevo y luego en la mezcla de almendras para cubrir.

5. Coloque cuatro de las rodajas de tomate recubiertas en la sartén perforada del horno de la freidora. Fríe al aire durante 6 a 8 minutos, o hasta que la capa de tomate esté crujiente y dorada. Repita con las rodajas de tomate restantes y sirva inmediatamente.

Alitas de pollo fritas al aire

Tiempo de preparación: 5 minutos | Tiempo de cocción: 19 minutos | Para 6

907 g (2 libras) de alitas de pollo sin puntas

⅛ cucharadita de sal

1. Fije la temperatura del horno de la freidora a 400ºF (204ºC). Presione Iniciar para comenzar a precalentar. Sazone las alas con sal.

2. Trabajando en 2 tandas, coloque la mitad de las alitas de pollo en la sartén perforada y fría al aire durante 15 minutos, o hasta que la piel esté dorada y bien cocida, volteando las alas con unas pinzas a la mitad de la cocción.

3. Combine ambos lotes en el horno de la freidora y fría al aire durante 4 minutos más. Transfiera a un tazón grande y sirva inmediatamente.

Tocino y judías verdes

Tiempo de preparación: 15 minutos | Tiempo de cocción: de 8 a 10 minutos | Para 4 personas

2 latas (14.5 onzas / 411 g) de ejotes cortados, escurridos

4 rebanadas de tocino, fritas al aire y cortadas en cubitos

¼ de taza de cebolla picada

1 cucharada de vinagre blanco destilado

1 cucharadita de jugo de limón recién exprimido

½ cucharadita de sal

½ cucharadita de pimienta negra recién molida

Spray para cocinar

1. Fije la temperatura del horno de la freidora a 370ºF (188ºC). Presione Iniciar para comenzar a precalentar.

2. Rocíe una bandeja para hornear con aceite. En la sartén preparada, mezcle las judías verdes, el tocino, la cebolla, el vinagre, el jugo de limón, la sal y la pimienta hasta que se mezclen.

3. Coloque la sartén en el horno freidora.

4. Freír al aire durante 4 minutos. Revuelva las judías verdes y fríalas al aire durante 4 a 6 minutos más hasta que estén blandas.

5. Servir inmediatamente.

Hot Dog de ternera envuelto en tocino

Tiempo de preparación: 5 minutos | Tiempo de cocción: 10 minutos | Para 4 personas

4 rebanadas de tocino sin azúcar

4 salchichas de ternera

1. Fije la temperatura del horno de la freidora a 370ºF (188ºC). Presione Iniciar para comenzar a precalentar.

2. Toma una rebanada de tocino y envuélvela alrededor del hot dog, asegurándola con un palillo. Repita con los otros trozos de tocino y salchichas, colocando cada perro envuelto en la sartén perforada de la freidora.

3. Hornee por 10 minutos, volteando a la mitad.

4. Una vez calientes y crujientes, las salchichas están listas para servir.

Poppers de jalapeño envueltos en tocino

Tiempo de preparación: 5 minutos | Tiempo de cocción: 12 minutos | Para 6

6 jalapeños grandes

113 g (4 onzas) $^1/_3$ de queso crema sin grasa

¼ de taza de queso cheddar bajo en grasa rallado

2 cebolletas, solo la parte superior verde, en rodajas

6 rebanadas de tocino cortado al centro, a la mitad

1. Ajuste la temperatura del horno de la freidora a 325ºF (163ºC). Presione Iniciar para comenzar a precalentar.

2. Con guantes de goma, corte a la mitad los jalapeños a lo largo para hacer 12 piezas. Saque las semillas y las membranas y deséchelas.

3. En un tazón mediano, combine el queso crema, el queso cheddar y las cebolletas. Con una cuchara pequeña o una espátula, rellene los jalapeños con el relleno de queso crema. Envuelva una tira de tocino alrededor de cada pimiento y asegúrelo con un palillo.

4. Trabajando en lotes, coloque los pimientos rellenos en una sola capa en la sartén perforada del horno de la freidora. Hornee durante unos 12 minutos, hasta que los pimientos estén tiernos, el tocino esté dorado y crujiente y el queso se derrita.

5. Sirva caliente.

Sándwich de queso al horno

Tiempo de preparación: 5 minutos | Tiempo de cocción: 8 minutos | 2 porciones

2 cucharadas de mayonesa

4 rebanadas gruesas de pan de masa madre

4 rebanadas gruesas de queso brie

8 rodajas de capicola caliente

1. Ajuste la temperatura del horno de la freidora a 350ºF (177ºC). Presione Iniciar para comenzar a precalentar.

2. Unte la mayonesa por un lado de cada rebanada de pan. Coloque 2 rebanadas de pan en la sartén perforada de la freidora, con la mayonesa hacia abajo.

3. Coloque las rebanadas de Brie y capicola sobre el pan y cubra con las dos rebanadas de pan restantes, con la mayonesa hacia arriba.

4. Hornea por 8 minutos o hasta que el queso se derrita.

5. Servir inmediatamente.

Huevos Escoceses De Chorizo Al Horno

Tiempo de preparación: 5 minutos | Tiempo de cocción: 15 a 20 minutos | Rinde 4 huevos

1 libra (454 g) de chorizo mexicano u otra salchicha condimentada

4 huevos pasados por agua más 1 huevo crudo

1 cucharada de agua

½ taza de harina para todo uso

1 taza de pan rallado panko

Spray para cocinar

1. Divide el chorizo en 4 porciones iguales. Aplana cada porción en un disco. Coloque un huevo pasado por agua en el centro de cada disco. Envuelve el huevo con chorizo, envolviéndolo por completo. Coloque los huevos envueltos en un plato y enfríe durante al menos 30 minutos.

2. Ajuste la temperatura del horno de la freidora a 360ºF (182ºC). Presione Iniciar para comenzar a precalentar.

3. Batir el huevo crudo con 1 cucharada de agua. Coloque la harina en un plato pequeño y el panko en un segundo plato. Trabajando con 1 huevo a la vez, enrolle el huevo envuelto en la harina, luego sumérjalo en la mezcla de huevo. Draga el huevo en el panko y colócalo en un plato. Repite con los huevos restantes.

4. Rocíe los huevos con aceite y colóquelos en la sartén perforada del horno freidora. Hornea por 10 minutos. Dé vuelta y hornee por 5 a 10 minutos más, o hasta que estén dorados y crujientes por todos lados.

5. Servir inmediatamente.

Halloumi al horno con salsa griega

Tiempo de preparación: 15 minutos | Tiempo de cocción: 6 minutos | Para 4 personas

Salsa:

1 chalota pequeña, finamente picada

3 dientes de ajo picados

2 cucharadas de jugo de limón fresco

2 cucharadas de aceite de oliva extra virgen

1 cucharadita de pimienta negra recién molida

Pizca de sal kosher

½ taza de pepino inglés finamente picado

1 tomate ciruela, sin semillas y finamente picado

2 cucharaditas de perejil fresco picado

1 cucharadita de eneldo fresco cortado en tiras

1 cucharadita de orégano fresco cortado en tiras

Queso:

8 onzas (227 g) de queso Halloumi, cortado en trozos de ½ pulgada de grosor

1 cucharada de aceite de oliva extra virgen

1. Ajuste la temperatura del horno de la freidora a 375ºF (191ºC). Presione Iniciar para comenzar a precalentar.

2. Para la salsa: combine la chalota, el ajo, el jugo de limón, el aceite de oliva, la pimienta y la sal en un tazón mediano. Agrega el pepino, el tomate, el perejil, el eneldo y el orégano. Mezcle suavemente para combinar; dejar de lado.

3. Para el queso: Coloque las rodajas de queso en un tazón mediano. Rocíe con el aceite de oliva. Mezcle suavemente para cubrir. Coloca el queso en una sola capa en la sartén perforada del horno de la freidora. Hornea por 6 minutos.

4. Divida el queso en cuatro platos para servir. Cubra con la salsa y sirva inmediatamente.

Bratwursts de carne

Tiempo de preparación: 5 minutos | Tiempo de cocción: 15 minutos | Para 4 personas

4 (3 onzas / 85 g) de salchichas de ternera

1. Ajuste la temperatura del horno de la freidora a 375ºF (191ºC). Presione Iniciar para comenzar a precalentar.

2. Coloque las salchichas de ternera en la sartén perforada del horno de la freidora y fríalas al aire durante 15 minutos, volteándolas una vez a la mitad.

3. Servir caliente.

Ensalada de remolacha con vinagreta de limón

Tiempo de preparación: 10 minutos | Tiempo de cocción: 12 a 15 minutos | Para 4 personas

6 remolachas medianas rojas y doradas, peladas y en rodajas

1 cucharadita de aceite de oliva

¼ de cucharadita de sal kosher

½ taza de queso feta desmenuzado

8 tazas de lechugas mixtas

Spray para cocinar

Vinagreta:

2 cucharaditas de aceite de oliva

2 cucharadas de cebollino fresco picado

Jugo de 1 limón

1. Ajuste la temperatura del horno de la freidora a 360ºF (182ºC). Presione Iniciar para comenzar a precalentar.

2. En un tazón grande, mezcle la remolacha, el aceite de oliva y la sal kosher.

3. Rocíe la sartén perforada de la freidora con aceite en aerosol, luego coloque las remolachas en la sartén perforada y fría al aire durante 12 a 15 minutos o hasta que estén tiernas.

4. Mientras se cocinan las remolachas, prepare la vinagreta en un tazón grande mezclando el aceite de oliva, el jugo de limón y las cebolletas.

5. Retire las remolachas, agregue la vinagreta y deje enfriar durante 5 minutos. Agregue el queso feta y sirva encima de las verduras mixtas.

Gajos De Patata Bistro

Tiempo de preparación: 10 minutos | Tiempo de cocción: 13 minutos | Para 4 personas

454 g (1 libra) de papas alevines, cortadas en gajos

1 cucharadita de aceite de oliva extra virgen

½ cucharadita de ajo en polvo

Sal y pimienta para probar

½ taza de anacardos crudos, remojados en agua durante la noche

½ cucharadita de cúrcuma molida

½ cucharadita de pimentón

1 cucharada de levadura nutricional

1 cucharadita de jugo de limón fresco

2 cucharadas a ¼ de taza de agua

1. Fije la temperatura del horno de la freidora a 400ºF (204ºC). Presione Iniciar para comenzar a precalentar.

2. En un tazón, mezcle las rodajas de papa, el aceite de oliva, el ajo en polvo y la sal y pimienta, asegurándose de cubrir bien las papas.

3. Transfiera las papas a la sartén perforada del horno freidora y fríalas al aire durante 10 minutos.

4. Mientras tanto, prepare la salsa de queso. Mezcle los anacardos, la cúrcuma, el pimentón, la levadura

nutricional, el jugo de limón y el agua en un procesador de alimentos. Agrega más agua para lograr la consistencia deseada.

5. Cuando las papas terminen de cocinarse, transfiéralas a un tazón y agregue la salsa de queso encima. Fríe al aire durante 3 minutos más.

6. Servir caliente.

Patatas dulces con mantequilla

Tiempo de preparación: 5 minutos | Tiempo de cocción: 10 minutos | Para 4 personas

2 cucharadas de mantequilla derretida

1 cucharada de azúcar morena clara

2 batatas, peladas y cortadas en cubos de ½ pulgada

Spray para cocinar

1. Fije la temperatura del horno de la freidora a 400ºF (204ºC). Presione Iniciar para comenzar a precalentar. Cubra la bandeja perforada del horno de la freidora con papel pergamino.

2. En un tazón mediano, mezcle la mantequilla derretida y el azúcar morena hasta que se mezclen. Mezcle las batatas en la mezcla de mantequilla hasta que estén cubiertas.

3. Coloque las batatas en el pergamino y rocíe con aceite.

4. Freír al aire durante 5 minutos. Agite la sartén perforada, rocíe las batatas con aceite y fríalas al aire durante 5 minutos más hasta que estén lo suficientemente suaves como para cortarlas con un tenedor.

5. Servir inmediatamente.

Croquetas de apio y zanahoria

Tiempo de preparación: 10 minutos | Tiempo de cocción: 6 minutos | Para 4 personas

2 zanahorias medianas, cortadas y ralladas

2 tallos de apio medianos, cortados y rallados

½ taza de puerro finamente picado

1 cucharada de pasta de ajo

¼ de cucharadita de pimienta negra recién molida

1 cucharadita de sal marina fina

1 cucharada de eneldo fresco finamente picado

1 huevo, ligeramente batido

¼ de taza de harina

¼ de cucharadita de levadura en polvo

½ taza de pan rallado

Spray para cocinar

Mayonesa de cebollino, para servir

1. Ajuste la temperatura del horno de la freidora a 360ºF (182ºC). Presione Iniciar para comenzar a precalentar.

2. Escurre el exceso de líquido de las zanahorias y el apio colocándolos sobre una toalla de papel.

3. Mezcle las verduras con todos los demás ingredientes, excepto el pan rallado y la mayonesa de cebollino.

4. Use las manos para moldear 1 cucharada de la mezcla de verduras en una bola y repita hasta que toda la mezcla se haya agotado. Presione hacia abajo en cada bola con la mano o con una espátula. Cubra completamente con pan rallado. Rocía las croquetas con aceite en aerosol.

5. Colocar las croquetas en una sola capa en la sartén perforada en el horno freidora y freír al aire durante 6 minutos.

6. Sirva caliente con la mayonesa de cebollino a un lado.

Sémola de maíz horneada con queso

Tiempo de preparación: 10 minutos | Tiempo de cocción: 12 minutos | Para 6

¾ taza de agua caliente

2 paquetes (1 onza / 28 g) de sémola instantánea

1 huevo grande, batido

1 cucharada de mantequilla derretida

2 dientes de ajo picados

½ a 1 cucharadita de hojuelas de pimiento rojo

1 taza de queso cheddar rallado o queso jalapeño Jack

1. Fije la temperatura del horno de la freidora a 400ºF (204ºC). Presione Iniciar para comenzar a precalentar.

2. En una bandeja para hornear, combine el agua, la sémola, el huevo, la mantequilla, el ajo y las hojuelas de pimiento rojo. Revuelva hasta que esté bien combinado. Agrega el queso rallado.

3. Coloque la sartén en el horno de la freidora y fría al aire durante 12 minutos, o hasta que la sémola se haya cocinado completamente y un cuchillo insertado cerca del centro salga limpio.

4. Deje reposar durante 5 minutos antes de servir.

Tostada de Chile con Queso

Tiempo de preparación: 5 minutos | Tiempo de cocción: 5 minutos | Sirve 1

2 cucharadas de queso parmesano rallado

2 cucharadas de queso mozzarella rallado

2 cucharaditas de mantequilla con sal, a temperatura ambiente

10 a 15 rodajas finas de chile serrano o jalapeño

2 rebanadas de pan de masa madre

½ cucharadita de pimienta negra

1. Ajuste la temperatura del horno de la freidora a 325ºF (163ºC). Presione Iniciar para comenzar a precalentar.

2. En un tazón pequeño, mezcle el parmesano, la mozzarella, la mantequilla y los chiles.

3. Unte la mitad de la mezcla en un lado de cada rebanada de pan. Espolvorea con la pimienta. Coloque las rodajas, con el queso hacia arriba, en la sartén perforada del horno de la freidora. Hornee por 5 minutos, o hasta que el queso se derrita y comience a dorarse un poco.

4. Servir inmediatamente.

Lightning Source UK Ltd.
Milton Keynes UK
UKHW020640100521
383461UK00014B/942